Introduzione

Ho deciso di scrivere questo breve libro divulgativo per il piacere della scrittura e per la passione, che coltivo da qualche anno tramite i social e il podcast, per la Storia della Medicina. Sono uno studente, si, sono ancora un semplice studente di Medicina e conosco i miei limiti e conoscitivi ed esperienziali. Proprio per questo ci tengo molto nello scrivere, come se fossero istruzioni per l'uso prima di una eventuale critica, che questo piccolo libro non vuole essere un manuale di approfondimento per specialisti, neppure uno scritto definitivo sulla storia della gotta, ma anzi un libro semplice, mi auguro divertente e che possa essere estremamente pop e divulgativo.

Non ho le competenze per parlare di gotta in termini puramente medico scientifici complessi, analizzando i processi chimici e biochimici, mettendo in risalto i passi della ricerca odierna e non è questo l'obbiettivo del libro, è giusto in questo senso rivolgersi a specialisti esperti nel loro campo di studio. Allo stesso tempo questo scritto non vuole neppure essere una guida definitiva sullo studio della storia della gotta: si tratta di una patologia letteralmente millenaria e in cui i possibili campi di approfondimento e studio e ricerca storica, anche limitandosi alle varie epoche, sarebbero infiniti.

L'obbiettivo di questo libro è quello di rappresentare una lettura leggera, divulgativa e rivolta a tutti, anche personale non sanitario, anche alla popolazione laica per intendersi. Lo scopo, così come tutta la mia produzione divulgativa online, è quella di far appassionare, di far innamorare le persone alla Storia della scienza e in particolare alla Storia della Medicina: non voglio essere risposta definitiva a qualsiasi domanda inerente all'Ars medica nella Storia, non ne ho la capacità, ma anzi un ponte per poter approfondire. La Storia della Medicina è un campo estremamente interessante, che permette di comprendere la complessità di questa scienza, di orientarsi nel presente e di poterlo comprendere a pieno.

Mi auguro di riuscire in questo lavoro divulgativo, sperando di incuriosire medici e infermieri che curano quotidianamente questa malattia molto comune ma che non ne conoscono la Storia e di far appassionare tutti coloro che si imbatteranno in queste paginette semplici, ma, mi auguro divulgative e divertenti.

Grazie per aver creduto in me con questo piccolo libro,

Spero con tutto il cuore sia di vostro gradimento,

Federico.

Breve storia della gotta

di Federico Allegri

ISBN 9798853166530

L'Universale

1. La gotta ha molto da raccontare

La gotta è una delle malattie più antiche che esistano, antica quanto l'uomo o almeno quanto le sue articolazioni. Questa particolarità rende così interessante da studiarne la Storia: ripercorre in piccolo le tappe della medicina, su cui l'essere umano ha riposto fiducia nel trattare i propri mali e che si è evoluta in maniera esponenziale. Uno sviluppo derivato dalla crescita delle altre scienze che si evolvevano parallelamente come la biologia, la chimica o la fisica, ma anche l'avvenire di strumenti che menti illuminate hanno saputo tramandarci (le radiografie, le TC, gli stetoscopi, gli endoscopi, i microscopi ecc.), senza i quali oggi la medicina non sarebbe ovviamente la stessa.

La Storia della gotta riesce a integrare meravigliosamente tutti questi aspetti nelle sue varie tappe e cercherò qui, in maniera ovviamente semplificata e riassuntiva, di coglierne gli aspetti salienti.

2. La gotta: cos'è?

La gotta è un disturbo metabolico caratterizzato da un eccesso di acidi urici nel sangue. Le cause del disturbo sono molteplici, uno stile di vita sedentario, una dieta a base di carne, l'abuso di alcool ma anche una certa predisposizione genetica a monte. Comporta lo sviluppo di infiammazione delle articolazioni a causa dell'accumulo di urati, specie in quelle metatarsali del piede, determinando un forte dolore che si accentua durante la notte. Nelle sue forme più aggressive da manifestazioni di sé, con delle aree infiammate, turgide chiamate tofi. Ancora oggi è una malattia molto comune, ma fortunatamente ben curabile e gestibile.

3. Una malattia vecchia quanto l'essere umano: la gotta nell'antichità

La gotta esiste da quando esiste l'uomo e le testimonianze della sua esistenza sono millenarie. Si raffigura in alcune illustrazioni risalenti al 2600 a.C e menzionata all'interno del più importante reperto della Storia egiziana dedicato alla Medicina, il papiro Ebers, datato 1550 a.C circa (ancora oggi conservato alla biblioteca di Dresda). Una storia non limitata al bacino del mediterraneo ma anche in India, dove se ne fa riferimento nei Veda.

Nel mondo antico era conosciuta con il nome di "podagra", battezzata così da Ippocrate, termine che metteva in luce una delle affezioni più frequenti di questo disturbo, l'infiammazione dell'articolazione metatarso-falangea del piede tanto fastidiosa. Il padre della medicina con acuto spirito di osservazione, non si lasciò sfuggire quelle che potevano essere alcune correlazioni[1] interessanti, alla ricerca di una possibile causa principe. Innanzitutto, scriveva Ippocrate, si trattava di una malattia dell'adulto, i periodi peggiori per l'acuirsi del disturbo erano quello autunnale o primaverile e infine l'infiammazione non durava per sempre ma aveva fortunatamente un periodo limitato, massimo quaranta giorni, dopodiché regrediva, anche se non impediva che potesse ripresentarsi più volte a distanza di anni. Una serie di correlazioni interessanti ma che non portarono a capire quale fosse la causa ultima della gotta: il medico di Kos si arrese definendola a tutti gli effetti come "una malattia incalcolabile".

Questo non impediva ovviamente che al dolore non si fosse trovato rimedio, del resto era così comune e fastidiosa come affezione che dovendo necessariamente

---

[1] VI-28 Gli eunuchi non prendono la gotta, né diventano calvi
VI-29 Una donna non prende la gotta, a meno che le sue mestruazioni non siano interrotte
VI-30 Un giovane non prende la gotta prima del rapporto sessuale
VI-40 Nelle affezioni gottose, l'infiammazione regredisce entro 40 giorni
XI-55 Le affezioni gottose si attivano in primavera e in autunno

andare alla ricerca di una cura, si arrivò ad una soluzione, ma sicuramente la valutazione di questo disturbo era parcellare e ridotta a semplici correlazioni, alternate ad ottime descrizioni: detto con le parole di Areteo di Cappadocia[2] medico del primo secolo dopo Cristo, le cause della gotta "solo gli dei potranno mai capirle".

Galeno coniò per la prima volta il termine "tophi" a definire quelle strutture, oggi definite come depositi

---

[2]*Così Areteo descriveva la gotta: "L'artritide è uno spasmo comune a tutte le articolazioni; se dei piedi podagra, se delle cosce ischiade, se delle mani chiragra si nomina. [...] Dapprincipio dolgono i nervi delle legature articolari, e quelli che partono dalle ossa, o che in esse si inseriscono. E nelle ossa accade questo di mirabile; che esse non dolgono ne nel segarle, ne nel romperle; ma se alcuna di esse dolga per artritide, nessun'altra cagione genera in esse dolore più forte; non ferri né funi che stringano, non spade taglienti, non fuoco bruciente; cose tutte che talora anzi s'impiegano come rimedii de' grandi spasimi. Che se taluno tagli un osso dolente, il dolore del taglio e oscurato dall'altro che è maggiore. E se il primo prevalga, come avviene de' denti e di qualche altro osso, il dolore del taglio e della estrazione è tosto seguito da piacere, e dalla oblivione delle passate sofferenze. La vera causa dell'artritide la sanno i soli Iddìi: a noi non è dato prescrutarne, che la probabile e la apparente". (capitolo XII; p. 62, Delle cause, dei segni e della cura delle malattie acute e croniche)*

di urato monosodico, che si manifestano nei soggetti che sviluppano una forma cronica: colpa del temperamento discrasico secondo Galeno.

Interessante è la correlazione di Aulo Celso che nel De Medicina crea una interessante correlazione, riscontrando nelle urine[3] di chi era malato di gotta importanti sedimenti biancastri. Celso concepì per primo come le abitudini e gli stili di vita di chi vi fosse affetto, fossero un fattore di primaria importanza: si trattava di uomini di una certa età, di classe agiata e che si lasciavano andare a grandi abbuffate e abuso di vino[4].

4. Il terrore dei ricchi, un morbo per le celebrità: la questione sociale dietro alla gotta

---

[3] «Urina autem crassa, ex qua quod desidet album est, significat circa articulos aut circa viscera dolorem metumque morbi esse.» (*De Medicina*, Libro II, capitolo VII)
[4] «In manibus pedibusque articulorum vitia frequentiora longioraque sunt, quae in podagris cheragrisve esse consuerunt. Ea raro vel castratos vel pueros ante femina coitum vel mulieres, nisi quibus menstrua suppressa sunt, temptant (...) quidam, cum toto anno a vino, mulso, venere sibi temperassent, securitatem totius vitae consecuti sunt.»

Ad Ippocrate non sfuggì una caratteristica partico-

A TUTTA BIRRA CON BENJAMIN FRANKLIN

Per capire una volta per tutte i fattori di rischio della gotta sarebbe bastato andare a studiare la vita di Benjamin Franklin che con questa patologia ebbe a che farci tutta la vita. "Si parla della conversione dell'acqua in vino alle nozze di Cana, ma questo miracolo si ripete ogni giorno" scriveva Franklin all'amico Morellet tessendo le lodi del vino. La passione per l'alcool risaliva a quando il giovane Benjamin a Londra lavorando in una tipografia vedeva colleghi tracannare grandi quantità di birra, durante il lavoro: probabilmente pensando che per lavorare forte bisognasse bere forte, cominciò anche lui quest'usanza, a partire dalla colazione con pane, birra e formaggio.

larmente interessante di questo disturbo: ad ammalarsi erano prevalentemente i ricchi, elemento ripreso anche da Celso. Non a caso furono tante grandi figure del passato ad esserne affette tra cui signori feudali, papi, re, imperatori, tutte accomunate da una vita abbiente, non priva di sfarsi e prelibatezze: per questo nel corso della Storia prese progressivamente piede l'idea di associare la gotta come una malattia della nobiltà, ribattezzandola come "il re delle malattie", "la malattia del re[5]" o "il morbo dei ricchi". L'abuso di alcool, una dieta sbilanciata e l'abuso di carne sicuramente favoriva il disturbo tra le persone più abbienti, rendendolo di fatto un quadro comune tra vari personaggi che hanno fatto la Storia: Carlo Magno, Leonardo da Vinci ma anche i più recenti Theodor Roosvelt e Benjamin Franklin.

La gotta diventava non solo patologia, ma status sociale, segno di potere: disturbo socialmente desiderabile, da mostrare, da non nascondere. Per un periodo la si considerò addirittura come elemento di prevenzione dalle malattie, lo sviluppo di podagra rappresentava indubbiamente che non si faceva la fame, ma anzi le condizioni di vita erano abbastanza agiate, tali da favorire lo sviluppo di tofi e della infiammazione alle articolazioni dei piedi. Per secoli la gotta diviene una caratteristica di chi si vuole rappresentare come opulento, di chi abusa della propria ricchezza, di chi vive di lussi e sfarsi[6] specie a tavola: così tra i nobili presentati nei drammi di Shakespeare compare anche la gotta[7].

---

[5] "Il morbo dei ricchi" era così soprannominata anche un'altra malattia, ora differentemente dalla gotta non così frequente, la scrofola

[6] "There is poor comfort, which is this, that gout unlike many other diseases kills more rich man than poor, more wise men than simple" T. Sydenham

[7] «The aged man that coffers-up his gold / Is plagued with cramps and gouts and painful fits» Lo stupro di Lucrezia

Almeno fino al 900' quando, nel suo essere simbolo di sfarso, diventa segno dei tempi che cambiano: nel mondo occidentale del dopoguerra la gotta diventa per tutti, diventa democratica.

Per secoli malattia di elité, un privilegio, adesso tutti potevano soffrirne, con l'aumentare generale del benessere, della ricchezza, di carne ed alcool: tra gli operai e la classe media oltre alla tv, la radio e gli elettrodomestici, si fecero largo anche la gotta e i suoi dolori[8].

5. Dalla podagra alla gotta: un percorso lento ma fondamentale

Le prime testimonianze in merito all'uso della parola "gotta[9]" fanno riferimento a Randolphus di Bocking, un cappellano del vescovo di Chirchester vissuto a cavallo tra 1100 e 1200. Il termine in uso ancora oggi deriva dal latino "gutta" che significa "goccia": nel me-

---

[8] "In keeping with the spirit of more democratic times, gout is becoming less upper-class and is now open to all ... It is ridiculous that a man should be barred from enjoying gout because he went to the wrong school." Punch,1964
[9] "Gutta quam podagram vel artiticam vocant"

dioevo questo, rifacendosi ad una interpretazione comune delle dottrine miasmatico-umorali ippocratiche[10] nel medioevo, in riferimento allo squilibrio degli umori da cui sarebbe derivata la patologia. Per quanto queste teorie fossero fallaci, il termine gotta però non è stato più abbandonato, ma anzi abbracciato dai medici che dal Seicento all' Ottocento riuscirono effettivamente a mettere luce su questo disturbo: goccia può tranquillamente rappresentare un indizio dove andare a ricercare la vera causa della gotta, i liquidi dell'organismo e in particolar modo il sangue (ed eventualmente le urine).

6. L'avvento della microscopia e la rivalutazione dei classici nella comprensione della gotta

---

[10] La dottrina miasmatico-umorale di Ippocrate prevedeva che l'individuo fosse composto di quattro umori: sangue, flegma, bile nera e bile gialla. Dall' equilibrio di questi umori rappresentava lo stato di salute, quando invece questi finivano in una condizione di discrasi, di disequilibrio, allora ne originava uno stato di malattia. L'umore in eccesso a determinare il tipo e la gravità del disturbo secondo Ippocrate. La teoria miasmatico umorale rappresentò un fondamento di buona parte della medicina medioevale. Si racconta che fino al 1600 inoltrato esistessero a Londra delle sedie mobili in grado di far ruotare il paziente così da ricreare l'equilibrio ed eliminare gli umori in eccesso.

Solo con il Seicento che iniziò un percorso di comprensione totale della gotta, in linea con quello che sarà un lungo percorso di crescita della medicina sperimentale.

Grandi clinici, osservatori del reale e destinati a fare Storia come Thomas Sydenham o Guillame de Baillou rivalutarono cause e origini di questo disturbo. De Baillou, ribattezzato il "padre dei reumatismi", fu il primo a distinguerla dall'artrite reumatoide ed altre patologie reumatiche e Thomas Sydenham (detto "L'ippocrate Inglese") il primo a descrivere in forma plastica e completa il disturbo, in tutte le fasi della giornata[11].

---

[11] "La vittima va a letto e si addormenta sana. Alle due del mattino viene svegliato da un violento dolore all'alluce, più raramente al tallone, alla caviglia o al collo del piede...Il dolore aumenta, si estende alle ossa e ai legamenti del metatarso... non si può sopportare il peso delle coperte o lo stridere della persona che cammina per la stanza"

GUILLAME DE BAILLOU: NON UNA MA TANTE ARTRITI

Nella Francia del 500', in un paese in cui imperversavano tifo, pestilenze violenze e persecuzioni, un giovane, dopo un biennio passato allo studio della filosofia e dei classici decide di intraprendere gli studi in medicina. Divenne allievo di Jean Fernel, un medico e astronomo che fu il primo a coniare termini a dir poco fondamentali per l'ars medica moderna come "Fisiologia", "patologia" nonché a descrivere il canale vertebrale. Sulla scia delle idee di Fernel, il giovane Guillame si dedicò puntualmente alla revisione dei testi classici, provenienti da secoli di distorsioni, in particolare quelli Ippocratici. Proprio dagli insegnamenti del padre della medicina decise di dedicarsi alla analisi, alla descrizione e alla classificazione delle malattie, con un metodo che farà strada nei secoli avvenire: analizzò le malattie e le epidemie che stavano mettendo a soqquadro il mondo dell'epoca, dal tifo alla difterite. Studiò le correlazioni cliniche tra le patologie, i sintomi che si ripresentavano, la frequenza con cui si ripresentavano ed eventualmente dopo quanto i pazienti si rimettevano, alla ricerca di quella che poteva essere una cura efficace. Ad una analisi estremamente puntuale del quadro clinico associò con fare sicuramente pionieristico la ricerca di fattori di rischio ambientali e di una eventuale correlazione familiare, anticipando di secoli la medicina che verrà. Fu tra i primi nell'epoca moderna a descrivere la difterite, all'epoca detta Quintana, riportando i casi clinici di vari bambini morti e sopravvissuti durante l'epidemia avvenuta a Parigi nel 1578 e il primo a classificare molte tra le malattie che oggi definiremmo ad origine reumatologico-metabolica tra cui l'artrite reumatoide, la gotta e la febbre reumatica. Proprio in merito a quest'ultime, si scontrò con molti medici dell'epoca che non riuscivano a distinguere le tre forme patologiche, associandole tutte ad un unico quadro clinico detto di "artrite": raccogliendo e descrivendo casi clinici Guillame teorizzò invece che artrite reumatoide, artrite gottosa e febbre reumatica fossero tre malattie completamente distinte.

Ma anche nuovi strumenti che davano un'enorme spinta alla medicina, in particolare il microscopio, ideato da Anthony Van Leeuwenhoek. Il genio olandese in una lettera al signor Lambert dell'11 Luglio 1679 riferiva di aver avuto l'opportunità di usare lo strumento in un paziente affetto da gotta, con una grossa infiammazione a livello dell'articolazione metatarsale dell'alluce: in mezzo ad una massa gelatinosa, mista a pus e fluidi, scorgeva come degli aghetti, degli spilli dalla variabile dimensione, che con le sue parole "ricordano i crini della coda di un cavallo"[12] . Circa 50 anni dopo William Stuckeley riscontrava in alcuni tofi la presenza di cristalli, tutto stava adesso a capire di cosa fossero composti e come contribuissero allo sviluppo della gotta

7. La chimica, l'alchimia e le molecole dietro alla gotta

In un periodo, quello del 700' di grande crescita ed espansione della chimica, in molti si gettarono alla ricerca delle molecole che componessero i cristalli identificati da Stuckeley e Van Leeuwenhoek: tra i chimici

---

[12] Dr. Daniel J. Mccarty (1970). *A historical note: leeuwenhoek's description of crystals from a gouty tophus. , 13(4), 414–418.*doi:10.1002/art.1780130408

che tentarono l'impresa ci furono Michele Pinelli e Gaetano Tacconi.

Fu Carl Sheele, chimico svedese, a riconoscere per primo che i calcoli urinari presenti in alcuni pazienti con gotta fossero composti da acido urico. La notizia si diffuse rapidamente e arrivò all'orecchio di Watson, un chimico inglese che aveva concentrato le sue ricerche sulle concrezioni nelle articolazioni di alcuni pazienti, riscontrando notevoli similitudini morfologiche coi calcoli di Scheele. [13]

[13] 10.23736/S1825-859X.21.00090-6

8. Garrod e la fine di un percorso durato secoli

Cominciò finalmente a farsi strada l'ipotesi che fossero gli accumuli di acido urico a determinare la gotta, ipotesi che si sviluppò tra medici e scienziati dell'epoca: diventò fondamentale andare a questo punto a poter valutare la quantità di acido urico nel sangue così da poter conoscere quali

IL PADRE DELLA REUMATOLOGIA: WILLIAM HEBERDEN

Il giovane William Heberden (1710-1801) viene considerato dai più il padre della reumatologia, tanto che ancora oggi la società britannica di questa specialità medica prende il suo nome. Figlio di un locandiere, frequentò il liceo di una parrocchia a Southwark, un istituto fondato dalla regina Elisabetta che garantiva istruzione gratuita, divenendo medico nel 1739, all'età di trentanove anni. La sua capacità di osservazione e pedissequa descrizione dei casi clinici (in linea con grandi scienziati e medici della fine del Settecento, come James Parkinson ad esempio) gli permise di essere il primo a descrivere "delle piccole protuberanze indurite" nei pazienti affetti da forme acute di artrite nelle articolazioni interfalangee distali, ancora oggi chiamati in suo onore noduli di Heberden, distinguendoli da quelli gottosi. Heberden fu anche medico di Benjamin Franklin e cercò di curare i suoi calcoli urinari, dovuti proprio alla gotta, che spesso creavano allo scienziato dolorosissime infezioni urinarie: proprio attraverso il caso di Franklin fu il primo ad ipotizzare come calcoli e infezioni fossero tra loro correlati.

fossero i valori oltre cui si sarebbe sviluppata la patologia, con la certezza che a sviluppare i cristalli fosse proprio l'accumulo di urati. Nonostante già De Baillou avesse tentato di distinguere le varie forme di artrite, erano aspre le dispute in merito alla presenza di uno o più reumatismi, con alcune ipotesi che riferivano come artrite reumatoide e manifestazioni acute della gotta fossero una sola malattia: così aveva teorizzato Fuller, ma Garrod si oppose sempre fermamente a questo descrivendo le differenze presenti tra le forme reumatoidi e quelle gottose, in linea con quanto scritto da Heberden considerato dai più il padre della reumatologia.

Fu a questo punto che arrivò il "Thread Test" o test del filo, ideato da un medico inglese a metà dell'Ottocento, Alfred Baring Garrod, il quale ebbe la lungimiranza di creare il primo test nella Storia della medicina, con l'idea che fosse economico e facilmente riproducibile da ogni medico: in poche, una rivoluzione in una medicina così lenta e farraginosa come quella dell'Ottocento. Si prendeva qualche ml di sangue dal paziente mischiandolo con un acido forte e si lasciava decantare il sangue con l'aggiunta di fili di lino che venivano immersi nella soluzione. Dopo due giorni circa, ai fili si legavano accumuli di acido urico, come "zucchero candito[14]": analisi del sangue di qualche secolo fa e direttamente in ambulatorio.

Sulla base dei suoi studi e delle sue analisi postulò tesi che ancora oggi sono valide nel trattamento e nella diagnosi della gotta:

1. Con la gotta, il livello di acido urico nel sangue è sempre elevato.

2. L'infiammazione nella gotta è sempre accompagnata da un deposito locale di acido urico.

3. I depositi sono cristallini e interstiziali, successivamente si infiltrano cartilagine e legamenti.

4. L'infiammazione durante l'attacco "distrugge" l'acido urico nel sangue.

5. I reni sono coinvolti nella gotta, probabilmente precoce ma decisamente tardiva; l'affetto può iniziare prima come funzionale e poi trasformarsi in strutturale.

6. Le impurità del sangue sono la probabile causa dei sintomi generali e associati della gotta.

---

[14] "Dopo 36-60 ore a temperatura ambiente, quando c'è una maggiore produzione di acido urico, sul filo si formano cristalli di acido urico, non dissimili da quelli sullo zucchero candito su un filo" Baring Garrod

7. Indipendentemente dalle caratteristiche individuali, le cause sono l'aumento della formazione o la ridotta escrezione (ritenzione nel sangue) di acido urico.

8. Le cause dell'attacco di gotta sono una ridotta reazione alcalina del sangue o un temporaneo aumento della produzione di acido urico o una ridotta funzione escretoria dei reni.

9. In nessuna malattia diversa dalla vera gotta c'è un deposito di urato di sodio nel tessuto infiammato.

9. Un figlio d'arte traccia una strada nuova per la medicina moderna: la genetica

"There are good reasons for thinking that alkaptonuria is not the manifestation of a disease but is rather of the nature of an alternative course of metabolism, harmless and usually congenital and lifelong "[15]

Proprio il figlio di Baring Garrod, sir Archibald Garrod tracciò un ulteriore grande passo non solo per lo studio della gotta e delle malattie metaboliche ma della medicina: la correlazione tra la malattia e la genetica. Mendel e i suoi studi riemergevano prepotentemente nella comunità scientifica di inizio Novecento: Archibald studiandone le leggi, capì che talune malattie potevano avere lo stesso tipo di trasmissione che

---

[15] The incidence of Alkaptonuria: uno studio sulla chimica individualità [A.E.Garrod, 1902]

Mendel aveva teorizzato. Sir Garrod all'epoca stava studiando l'alcaptonuria[16], prendendo in considerazione i pazienti le loro urine e quelle dei loro familiari: attraverso una analisi approfondita degli alberi genealogici e incrociandola con le teorie mendeliane, intuì che la trasmissione di questa malattia fosse di natura autosomica recessiva. Era la prima volta che per una malattia veniva scoperta la sua modalità di trasmissione: era una rivoluzione. Questo garantiva la possibilità di poter intercettare e prevedere, dato l'albero genealogico se e come si poteva presentare il disturbo, ovviamente ancora non si era a conoscenza dell'esistenza dei geni e men che meno del DNA, ma Archibald Garrod pur non avendo queste solide fondamenta scientifiche a cui appoggiarsi, costruì l'ipotesi di "individualità chimica".

Dopo l'articolo pionieristico del 1902, sette anni dopo vide la luce il testo più famoso "Inborn Error of Metabolism", gli errori innati del metabolismo, in cui Garrod definiva che almeno tre patologie metaboliche tra quelle da lui analizzate (alcaptonuria, cistinuria e albinismo) fossero caratterizzate da errori nel metabo-

---

[16] Alcaptonuria: patologia metabolica derivante dall'accumulo di acido omogentisico, per la mancanza dell'enzima omogentisico ossidasi. Si riscontra clinicamente per il colore della sclera grigio-blu nei pazienti e per la colorazione scura delle urine.

lismo riferibili a fattori congeniti. Questi fattori congeniti mutati alteravano alla radice i processi chimici e di conseguenza slatentizzavano la malattia, era il principio dell'individualità chimica. I fattori congeniti erano stati anche anticamente riconosciuti dalla medicina del passato riscontrando come le malattie, a parità di contesto vissuto, andassero manifestandosi negli individui in maniera completamente differente, il tutto veniva sintetizzato con il termine "diatesi". Per la prima volta però si andava collegando la diatesi ai processi chimico-metabolici, evidenziando come il fenotipo, ossia la persona come si presenta al momento presente con le sue patologie, era l'unione di elementi di natura congenita e di altri ambientali e contestuali, derivanti dalla vita pregressa e quella attuale[17]. Si apriva così la strada alla medicina di precisione moderna

10. Quale cura per la gotta?

A.   La colchicina

Sebbene oggi la cura per la gotta sia ovviamente più variegata e complessa, è curioso riscontrare come l'uso della colchicina, un potente antiinfiammatorio (ancora

---

[17] "In all or some of these respects, each man differs from all his fellows, for even uniovular twins are not exact alike" [Inborn Error of Metabolism ,1909]

in uso), avvenisse già dall'antichità, probabilmente te-
stato empiricamente ed efficacemente nei pazienti affetti da "podagra".

Come si è arrivati in maniera così immediata a rico-
noscerla come cura ottimale per la gotta? In questo caso
è necessario fare riferimento alla botanica. La colchicina si estrae non da una sola pianta ma da un gruppo
di piante come composto alcaloide, in particolare fra
queste spicca il Colchicum Autumnale, una bellissima
pianta dai fiori violacei, che nel bacino del Mediterraneo cresceva rigogliosa: lo stesso nome origina da Col-
chis, una città che si affacciava sul mar Nero ricchis-
sima di queste piante che crescevano rigogliose spon-
taneamente. La pianta probabilmente sia per la ampia
disponibilità che per gli splendidi colori entrò da subito
nei rituali magici e negli intrugli che venivano propi-
nate. I rizotomi[18], ad esempio, gli antichi raccoglitori di
radici e preparatori di miscele magiche sia come cura
che per i rituali, solevano utilizzare la Colchicum per
scacciare gli spiriti maligni

---

[18] Propriamente, tagliatore, quindi raccoglitore di radici;
nell'antica Grecia si chiamavano r. i raccoglitori e venditori
di droghe medicinali e anche gli scrittori che si occupavano
precipuamente di piante medicinali. Da Enciclopedia Trec-
cani

MEDICINA E MEDIO ORIENTE: RHAZES (865-925)

Abubakr Muhammad ibn Zakariyya al-Razi è sicuramente
una delle figure più rappresentative della medicina araba,
che fu davvero promotrice dell'arte medica a cavallo
dell'anno Mille. Molte scuole mediche che sorgeranno successivamente e rappresenteranno un rinascimento della
medicina nell'Europa medioevale come la Scuola Medica
Salernitana o quella di Montpellier presero molto dalla medicina bizantina e araba.

Per capire questa mente illuminata basti raccontare questo
breve aneddoto: Rhazes raggiunta una certa fama come
medico soprattutto nella città di Baghdad, gli viene richie-
sto di dirigere e progettare i lavori dell'ospedale che sarebbe sorto nella città in quegli anni. Visitate varie strutture
nel continente e immaginata la struttura, bisognava trovare
la collocazione giusta all'ospedale, che secondo Rhazes, do-
veva essere nel luogo più pulito della città. Per identificarlo
Rhazes posizionò in più quartieri dei pezzi di carne e decise di collocare l'ospedale dove la carne a distanza di alcuni giorni risultava essere meno marcia: quella sarebbe
stata sicuramente l'aria più pulita di tutta la città. A lui si
deve la prima raccolta di casi clinici e una prima modalità
di formazione dei medici con un sistema di tirocini da lui
stesso ideato. Intuì il ruolo che la dieta aveva nella salute di
un individuo, nonostante venga ricordato anche per le importanti e vaste classificazioni di piante officinali.

Sin dal papiro di Ebers la sostanza viene menzionata tra i rimedi efficaci contro l'attacco acuto di gotta, eppure non è tutto oro ciò che luccica. Questo perché insieme all'effetto sulla gotta, spesso la colchicina veniva menzionata come una sostanza da cui tenersi alla larga, un vero e proprio veleno: Nicandro lo definiva un "fuoco distruttivo[19]", Teofrasto[20] un veleno mortale ad azione ritardata. In epoca romana Dioscoride, medico e botanico del I secolo tra i maggiori conoscitori delle erbe medicinali della sua epoca, ebbe l'opportunità di viaggiare il mondo antico insieme alle legioni e imbattersi nei fiori viola e gigliati da cui ottenere la colchicina: nel De Materia medica la considera una sostanza da cui si può facilmente ottenere effetti nocivi, specie di origine gastrica e nel far questo menziona anche l'eventuale "antidoto" da utilizzare, ossia il latte di mucca da cui ottenere un po' di sollievo.

Si può ben capire che nell'antichità, come si direbbe oggi, la comunità scientifica era divisa sul suo uso e a fare chiarezza ci pensò Alessandro di Tralles, un medico bizantino della metà del VI secolo dopo Cristo che lo suggeriva ai suoi pazienti gottosi, in quanto in grado

---

[19] "quel fuoco distruttivo della Colchicon Medea"
[20] Teofrasto: filosofo e botanico greco discepolo di Aristotele, da molti considerato uno dei padri della botanica antica. Nella sua opera "Historia Plantarum" menziona più di 455 specie tra piante e arbusti.

di dare un rapido sollievo durante l'attacco infiammatorio acuto, ma con riserva, in quanto causava effetti dannosi a stomaco e intestino. A fare fede agli scritti di Alessandro furono per i successivi secoli soprattutto i medici arabi, fra tutti Avicenna e Rhazes, che citavano le opere del medico bizantino per la cura della gotta. Tra i nemici più accaniti della sostanza ottenuta dalla pianta invece c'era Thomas Sydenham. Il padre della medicina inglese considerava la sostanza più tossica che terapeutica, contrario all'uso sconsiderato e sconclusionato di quello che per lui era un veleno da maneggiare con estrema cura ed equilibrio. *"Affermo con sicurezza che la maggior parte di coloro che dovrebbero essere morti di gotta, sono morti per la medicina piuttosto che per la malattia"* scriveva in maniera piuttosto ferma e sicuramente anche con una certa sensibilità alla tematica, visto che lui stesso ne era affetto.

La colchicina però tornò un secolo dopo di nuovo sulle luci della ribalta, merito del medico dell'imperatore d'Austria, Von Storck che ebbe il merito di individuare, attraverso esperimenti su alcuni cani, i valori da utilizzare e quelli oltre cui la colchicina da cura sarebbe divenuto veleno. Tutto questo aprì la strada all'uso sicuro della sostanza, sia per la gotta sia per altre patologie: con la fine del Settecento si estese in tutto il continente l'uso dell'Eau medicinale, uno sciroppo costituito anche da colchicina, che veniva spacciato come un rimedio miracoloso per la gotta e in effetti funzionava piuttosto bene. Due farmacisti francesi, Pelletier e Caventou, nella prima metà dell'Ottocento riuscirono finalmente ad isolare la sostanza alcaloide mentre è merito di un patologo siciliano, Biaggio Pernice, l'averne definitivamente individuato l'azione biochimica.

B.   Litio

Per quanto il litio oggi sia conosciuto come una delle principali armi terapeutiche in campo psichiatrico nella gestione in cronico, il primo utilizzo terapeutico del litio era proprio come anti-gotta e storicamente i due percorsi non sono neppure così scollegati fra loro.

La storia del Litio, differentemente a quella della colchicina, è molto più recente: come sostanza venne scoperta solo nel 1817 e l'attenzione dei terapeuti nei confronti del litio arriverà poco dopo. Era infatti quello un periodo della storia della gotta di grande fermento, dove si stava progressivamente riuscendo a capire la causa ultima della patologia, ossia l'accumulo di acidi urici. Alla ricerca, di conseguenza, di sostanze che rilasciate nell'acqua potessero sciogliere gli urati, l'attenzione si rivolse al litio che aveva proprio questa proprietà chimica. Sir Garrod nel 1859 lo consigliava come strumento ottimale, specie nelle forme neurogene, la cosiddetta "gotta cerebrale". Questo perché per un periodo si considerava all'origine di varie forme di mania e di depressione l'accumulo di acidi urici a livello cerebrale e di conseguenza l'uso del litio diventava uno strumento di cura utile a disposizione, era la teoria della diatesi degli acidi urici, rivendicata da neurologi e psichiatri tra fine Ottocento e inizio Novecento: circolava così a fine secolo l'Acqua di Lithia, un toccasana per depressioni causate, così almeno si credeva dall'accumulo nel cervello di urati. La storia del litio poi prese tutta un'altra strada specie dalla seconda metà del Novecento, abbandonando le teorie di fine secolo, grazie agli studi di Schou e Cade, per arrivare all'uso che ancora oggi viene fatto di questa sostanza.

C.   Allopurinolo

La storia dell'allopurinolo è ancora più recente dei primi due, risale infatti agli anni a cavallo tra il 1940 e il 1950 quando la scoperta rivoluzionaria di sulfamidici e penicilline e le floride speranze rivolte sulla ricerca di un vaccino contro la polio, avevano alimentato grande interesse sulla ricerca medica e biochimica. In questi anni nei laboratori Wellcome Research della Carolina del Nord, due ricercatori Elion e Hitchings studiavano le purine e i processi biometabolici di formazione sull'uomo e gli animali. Si imbatterono durante questi studi, all'epoca volti alla ricerca contro il cancro, nell'enzima Xantina Ossidasi, in grado di convertire la xantina in acido urico nei processi metabolici. Sulla base di questa reazione, si intuì che molecole analoghe della xantina fossero in grado di andare a bloccare l'enzima, fungendo da inibitori e a quel punto bloccare i processi di formazione dell'acido urico, principale responsabile della gotta. Tra questi, il migliore riconosciuto per effetti fu proprio l'allopurinolo che divenne farmaco negli anni Sessanta e da lì commercializzato tutt'ora come strumento di contenimento dell'iperuricemia nei soggetti predisposti allo sviluppo di attacchi gottosi. Dallo stesso filone di ricerca si ottennero anche i primi farmaci utilizzabili contro i virus, gli antivirali, come l'acyclovir.

Elion e Hitchings collaborarono per oltre 40 anni nella ricerca farmacologica, utilizzando un metodo innovativo volto alla sperimentazione delle molecole non solo con tentativi e fallimenti, ma attraverso un percorso complesso di testing su cellule e tessuti umani, ma anche animali, su batteri e addirittura virus. Quella dell'allopurinolo fu solo una piccola scoperta in mezzo al mare di innovazioni che entrambi apportarono alla medicina, la sola Gertrude Elion, ad esempio riuscì a sviluppare ben 45 brevetti. Non sorprende che entrambi vennero insigniti del premio Nobel per la medicina nel 1988

FONTI

1. "The development of Allopurinol" R. Wayne Rundles, JAMA (doi:10.1001/archinte.1985.00360080174026)

2. "The Story of Allopurinol, a drug that does exactly what it says on the tin"Jenny Bryan,Pharmaceutical Journal

3. "Gertrude B.Elion" Storiadellamedicina.net

4. "Archibald E. Garrod: the father of precision medicine" Robert L. Perlman, Diddahally R. Govindaraju, (doi:10.1038/gim.2016.5)

5. Alcaptonuria, Orpha.net

6. "The Incidence of Alkaptonuria: a study in chemical individuality" A.E Garrod

7. "La nascita dell'ora legale" Martina Tommasi, Storica di National Geographic

8. "Jean Fernel", MHV Cameron, Canadian Medical Association Journal (PMID: 13032907)

9. "Guillame de Baillou, clinician ed epidemiologist" 14 March 1966, JAMA (doi:10.1001/jama.1966.03100110125041)

10. Guillame de Baillou, Britannica

11. "A Concise History of gout and hyperuricemia and their treatment" G.Nuki, P.A. Simkin, BMC (doi:10.1186/ar1906)

12. "Tractatus de Podagra et Hydrope" T.Sydenham, 1685

13. "Lithium and therapeutic targeting of GSK-3" M.E.Snitow, R.S. Bhansali, P. S. Klein , Cells 21 Feb 2021 (doi: 10.3390/cells10020255)

14. Nerlekar, Nitesh; Beale, Anna; Harper, Richard W (2014). *Colchicine — a short history of an ancient drug. The Medical Journal of Australia, 201(11), 687–688.*doi:10.5694/mja14.00846

15. Dioscoride Pedanio, Storiadellamedicina.net

16. La Rivista Italiana della Medicina di Laboratorio 2021 Marzo;17(1):53-65 DOI: 10.23736/S1825-859X.21.00090-6

17. *British Journal of Dermatology*, Volume 178, Issue 2, 1 February 2018, Pages 350–356, https://doi.org/10.1111/bjd.15896

18. Munteanu C, Rotariu M, Turnea M, Tătăranu LG, Dogaru G, Popescu C, Spînu A, Andone I, Ionescu EV, Țucmeanu RE, Oprea C, Țucmeanu A, Cseppento CN, Silişteanu SC, Onose G. Lithium Biological Action Mechanisms after Ischemic Stroke. Life (Basel). 2022 Oct 22;12(11):1680. doi: 10.3390/life12111680. PMID: 36362835; PMCID: PMC9697783.

19. Nerlekar, N., Beale, A. and Harper, R.W. (2014), Colchicine — a short history of an ancient drug. Medical Journal of Australia, 201: 687-688. https://doi.org/10.5694/mja14.00846

20. Dasgeb B, Kornreich D, McGuinn K, Okon L, Brownell I, Sackett DL. Colchicine: an ancient drug with novel applications. Br J Dermatol. 2018 Feb;178(2):350-356. doi: 10.1111/bjd.15896. Epub 2018 Jan 3. PMID: 28832953; PMCID: PMC5812812.

21. Cover Story: Sir Alfred Baring Garrod, FRS. *JAMA*. 1973;224(Suppl_5):663–665. doi:10.1001/jama.1973.03220190003002

22. Zarshenas MM, Mehdizadeh A, Zargaran A, Mohagheghzadeh A. Rhazes (865–925 AD). J Neurol. 2012 May;259(5):1001-2. doi: 10.1007/s00415-011-6398-x. PMID: 22302275.

23. Fernández-Vázquez JM, Ayala-Gamboa U, Camacho-Galindo J. William Heberden (1710-1801) [William Heberden (1710-1801)]. Acta Ortop Mex. 2011 May-Jun;25(3):195-6. Spanish. PMID: 22512118. Fernández-Vázquez JM, Ayala-Gamboa U, Camacho-Galindo J. William Heberden (1710-1801) [William Heberden (1710-1801)]. Acta Ortop Mex. 2011 May-Jun;25(3):195-6. Spanish. PMID: 22512118.